PUBLICATIONS DU *PROGRÈS MÉDICAL*

DEUX CAS

DE

BÉGAIEMENT HYSTÉRIQUE

CHEZ

DES DÉGÉNÉRÉS

PAR LE

Dr L. CHABBERT

(De Toulouse)

Médecin consultant à Bagnères-de-Bigorre.

PARIS

AUX BUREAUX DU
PROGRÈS MÉDICAL
14, rue des Carmes, 14

L. BATTAILLE & Cie
LIBRAIRES-ÉDITEURS
Place de l'École-de-Médecine

1893

DU MÊME AUTEUR

Mémoire sur les veines de la face et du cou, brochure in-8° de 40 pages, avec 3 planches hors texte, 1876. Paris, G. Masson, libraire-éditeur.

De l'anthrax des lèvres, ses complications, son traitement, brochure in-8° de 44 pages, 1877. Paris, aux bureaux du *Progrès Médical* et chez Adrien Delahaye, libraire-éditeur.

Sur l'action physiologique du salicylate de soude (communication à l'Académie des sciences), en collaboration avec M. Bochefontaine, 1877. Paris, Gauthier-Villars, libraire-imprimeur.

Lettres sur la Faculté de médecine de Toulouse, brochure in-8° de 32 pages, 1891. Toulouse, aux bureaux de l'*Écho Médical.*

Nouvelles doctrines de Neuropathologie, d'après les leçons de clinique médicale de M. le Docteur Caubet, examen critique, volume in-8° de 112 pages, 1892. Paris, aux bureaux du *Progrès Médical* et chez Ve Babé, libraire-éditeur; Toulouse, aux bureaux de l'*Écho Médical.*

Cas de tabes à début céphalique caractérisé par la lésion des 2e, 3e, 4e, 5e et 6e paires crâniennes, brochure in-8° de 12 pages. Paris, 1892, aux bureaux du *Progrès Médical.*

De la maladie des tics, brochure in-8°, 1893. Paris, aux bureaux du *Progrès Médical.*

PUBLICATIONS DU *PROGRÈS MÉDICAL*

DEUX CAS

DE

BÉGAIEMENT HYSTÉRIQUE

CHEZ

DES DÉGÉNÉRÉS

PAR

Le Dr L. CHABBERT

(de Toulouse)

Medecin consultant à Bagnères-de-Bigorre.

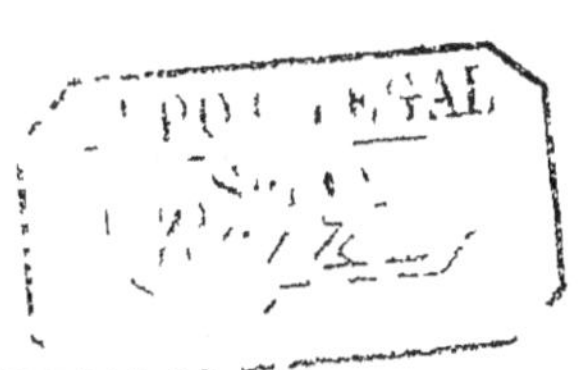

PARIS

AUX BUREAUX DU
PROGRÈS MÉDICAL
14, rue des Carmes, 14

L. BATTAILLE ET Cie
EDITEURS
Place de l'Ecole-de-Médecine

1893

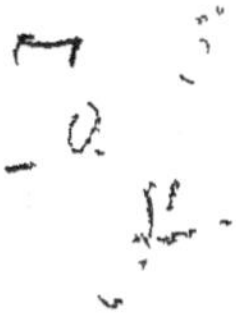

DEUX CAS

DE

BÉGAIEMENT HYSTÉRIQUE

CHEZ

DES DÉGÉNÉRÉS

C'est seulement en ces dernières années que l on a rapporté à l'hystérie certains cas de vice de l'articulation des mots. Aussi, les travaux publiés sur la matière sont peu nombreux ; ils se résument en deux communications de M. G. Ballet à la Société médicale des hôpitaux (1), en une étude du même, avec la collaboration de M. P. Tissier. parue dans les *Archives de Neurologie* (2), et en une leçon clinique de M. le P¹ Pitres (3).

Pour M. G. Ballet, le bégaiement hystérique serait caractérisé par la présence chez le malade de stigmates sensitivo-sensoriels ; par le trouble de la parole qui consisterait d'abord en une émission très lente des sons et en la répétition des premières syllabes des mots ; par son apparition brusque, consécutive le plus souvent à une attaque convulsive, que le trouble s'établisse d'emblée ou par crises ; enfin, on l'observerait le plus habituellement chez l'adulte.

M. Pitres. tout en acceptant ces données, se montre moins absolu. Pour cet auteur. le bégaiement peut constituer la seule manifestation symptomatique de l'hystérie:

---

(1) G. Ballet.— *Du bégaiement hystérique,* communication a la Société medicale des hopitaux, seance du 11 octobre 1889 , — *Bégaiement hystérique chez un degenére,* seance du 4 juillet 1890.

(2) G. Ballet et P. Tissier. — Du begaiement hysterique, *Arch.* de Neurologie, juillet 1890, n° 58.

(3) A. Pitres. — Leçons cliniques sur l'hysterie et l'hypnotisme, t. I, 28ᵉ leçon, p. 370.

il peut se developper tout à coup dans le bas âge à la
suite d'une vive emotion, d'un traumatisme ; il guérirait
par les moyens les plus simples, la gymnastique vocale,
par exemple

A ces quelques points se trouve limitée l'histoire du
begaiement hystérique.

En publiant les deux observations qui suivent. notre
intention est de montrer que le bégaiement hystérique
est loin de presenter des caractères univoques ; elles
établissent encore la coexistence du trouble du langage
articule avec des mouvements involontaires associés
ou isolés ; son existence avec des signes de degénéres-
cence parfaitement définis ; enfin. l'une d'elles temoigne
que le vice d'articulation peut ne porter que sur un
seul idiome.

OBSERVATION I. — R... G. ., 14 ans. — *Antecedents heré-
ditaires.* — Pere, âgé de 51 ans, bonne santé, habitudes ré-
gulieres, très intelligent, caractère irritable, recherchant la
contradiction, chez lequel, en dehors des affaires de son com-
merce, l'attention est difficilement captivée ; en un mot,
« toujours en l'air » Jeune, perdait connaissance à tout pro-
pos, la vue du sang, une querelle, une chute déterminaient
cet état. Au physique, bien conformé, mais tête en forme de
boule. Comme traits distinctifs, parle avec une grande volu-
bilité, est très méfiant de sa nature, doute même des affirma-
tions de ses proches.

Mere, 53 ans, taille au-dessus de la moyenne, même conformation spéciale de la tête, enjouée, intelligente, s'exprime avec
une grande rapidité et force gestes, redisant souvent les mêmes
choses, originale dans la manière de se vêtir, n'a jamais fait
de maladie grave ni présenté d'attaques convulsives. Mariée
a un cousin germain, elle a eu trois enfants : deux filles et un
garçon. Les deux filles ont 26 et 22 ans ; toutes deux sont très
émotives, migraineuses, d'un caractère gai, l'aînée est sujette
à des pertes de connaissance qui surviennent à la suite de la
moindre contrariété et sont précédées d'une sensation de boule.
Le garçon est l'objet de cette observation.

Les grands-parents sont morts à un âge avancé. On ne relève chez eux ni tuberculose, ni arthritisme, ni maladie ner-
veuse, à l'exception de la grand'mère maternelle qui a présenté longtemps des attaques convulsives d'hystérie. Il n'y a
jamais eu de bègues dans la famille.

Antecedents personnels et histoire de la maladie. —
G... est un garçon suffisamment développé pour son age ; in-

telligent, laborieux, il occupe dans sa classe un bon rang. Il
s'est toujours montré affectueux pour les siens. De tout temps,
il a été espiègle ; son bonheur consiste à taquiner sa mere,
ses sœurs ; il n'a de trêve que lorsqu'il a lassé leur patience.
Par contre, il ne supporte pas d'être contrarié, manifeste des
impatiences, voire des colères pour les motifs les plus futiles.
Sa naissance a eu lieu à terme ; lorsqu'il a été conçu, sa mère
avait environ 39 ans. Dans son enfance, pas de convulsions,
la dentition s'est faite sans incident. A 6 ans, fièvre typhoïde
bénigne , quelques mois plus tard apparaissaient des céphalées périodiques et du bégaiement.

Les céphalées consistaient en des maux de tete occupant la
région frontale qui enlevaient tout entrain à l'enfant, mais
sans lui arracher le moindre cri de souffrance , elles surve-
naient tous les 4 à 5 jours, se produisaient régulièrement le
soir vers les 5 heures, duraient une demi-heure et se jugeaient
par des épistaxis peu abondantes. Le mal de tête dissipé, il
restait une lassitude générale qui faisait contraste avec la
turbulence habituelle de l'enfant. Les maux de tête, en dépit
de tous les traitements, ont persisté plusieurs années.

Le bégaiement paraît avoir été contemporain des céphalées. Au début, il s'est traduit par des hésitations de la prononciation qui se manifestaient au cours de la récitation. Les
maîtres, croyant à des leçons imparfaitement sues, n'épar-
gnèrent pas les réprimandes, aussi la situation ne fit qu'em-
pirer. Quelque temps après, le vice d'articulation présentait
les caractères suivants · le trouble consistait en un spasme
des muscles phonateurs qui se produisait sur l'émission des
syllabes placées au commencement ou au milieu des mots ,
il en résultait un arrêt net de la parole et la langue s'appli-
quait contre la voûte palatine. Pour faire cesser le spasme,
l'enfant était obligé de reprendre la phrase ou bien de revenir
de quelques mots sur son récit, cela parfois à plusieurs reprises, jusqu'au moment où, par une sorte d'effort, la difficulté était vaincue. Dans la conversation, à la lecture à haute
voix, le phénomène était beaucoup moins prononcé, il faisait
defaut pour le chant et la récitation à voix basse (1).

---

(1) Si dans cette observation, comme dans la suivante, nous
faisons mention du langage articule a voix basse, autrement dit
du chuchotement, ce n'est pas que nous ignorions les expériences
de M Marey qui ont etabli que le chuchotement ne necessite
pas la mise en jeu des cordes vocales, mais pour montrer que le
begaiement hysterique comme le begaiement proprement dit peut
ne porter que sur certains modes d'expression de la parole .Il y
avait encore quelque intérêt a mettre ce fait en evidence, ne

Concurremment avec le spasme de l'organe vocal, il se produisait des mouvements involontaires des membres inférieurs consistant dans le glissement des deux pieds qui étaient portés alternativement d'avant en arrière et d'arrière en avant. Ces mouvements, analogues à ceux que l'on exécute dans un moment d'impatience, s'observaient quelle que fût la position occupée, mais pendant la marche ou dans la station debout étaient moins prononcés ; ils étaient alors plutot comparables à un piétinement sur place, et pour se produire dans la première de ces positions, la locomotion se trouvait momentanément interrompue

Ces phénomènes, malgré la médication bromurée et l'usage des antispasmodiques, ont persisté sans atténuation marquée jusqu'en janvier 1892. A cette époque M le D' Jules Simon, consulté, conseilla tout particulièrement la gymnastique de l'organe vocal : épeler, chanter, solfier. Grâce à cet exercice, six mois après, une amélioration notable était obtenue (juillet 1892). C'est à cette dernière date que l'éminent maître, dans l'espoir d'obtenir une guérison complète en modifiant le terrain névropathique par un séjour à Bagnères-de-Bigorre, voulut bien nous adresser le malade.

Examen du malade. — Membres et tronc bien proportionnés ; musculature normale · à droite, l'aiguille du dynamomètre donne 48 ; à gauche 45. Tête ronde, voûte palatine légèrement en ogive ; dentition mauvaise, plusieurs dents sont cariées ; incisives supérieures saillantes, obliquement implantées, dépassant en longueur les dents voisines ; leur bord libre est uni. Luette et voile du palais bien conformés ; la langue est développée normalement. Retirée hors de la cavité buccale, elle n'offre pas de contractions et exécute les divers mouvements ordonnés. Pas d'asymétrie de la face, oreille bien ourlée, le lobule n'est pas adherent.

Comme stigmates hystériques, on note : acuité visuelle diminuée, rétrécissement du champ visuel et dyschromatopsie de l'œil gauche : le vert, le violet sont pris pour du bleu, le rouge pour du marron ; réflexes pharyngien, conjonctival abolis ; le goût et surtout l'odorat sont obnubilés à gauche ; la muqueuse pituitaire de ce côté est à peine impressionnée par l'ammoniaque. Hypoesthésie à gauche ; les autres modes de la sensibilité sont intacts. Absence de zones spasmogènes.

Le trouble du langage est caractérisé par la parole rapide

---

serait-ce que pour opposer le bégaiement hystérique au mutisme de même nature, dans lequel le malade ne peut s'exprimer même à voix basse, bien qu'il puisse mouvoir la langue et les levres.

et par du bégaiement qui offre les particularités suivantes : à la lecture, dans la conversation, le vice d'articulation est peu marqué ; c'est tantôt une hésitation, tantôt une répétition des syllabes placées au commencement ou au milieu des mots. L'hésitation consiste dans la prolongation du son de la syllabe émise. Elle s'observe pour les voyelles ou les consonnes, mais le plus souvent pour ces dernières. Il en est de même de la répétition. Dans la récitation le phénomène s'accuse et porte le plus souvent sur la répétition qui, alors, cesse d'être consécutive ; il s'écoule un intervalle de quelques secondes avant que la syllabe, cause du faux pas, soit prononcée pour la seconde fois ; ce n'est qu'exceptionnellement que la reprise s'accompagne de mots déjà émis. Si, au moment de l'arrêt, on tient la main appliquée sous le menton du malade, on perçoit le durcissement des muscles qui forment le plancher buccal, et l'on constate que l'os hyoïde est élevé, en outre, l'inspiration se trouve prolongée. Aujourd'hui, le spasme se produit rarement ; à moins d'un état émotif ou de conditions atmosphériques spéciales comme l'humidité, c'est l'hésitation qui prédomine, dans le chant, la récitation à voix basse, il manque complètement.

Les mouvements involontaires des membres inférieurs sont associés au spasme de l'organe vocal ; on ne les observe que lorsque ce phénomène a lieu. Dans la position assise, ils sont caractérisés de la sorte : le pied droit est porté en avant, puis d'avant en arrière et ramené en avant ; pour le pied gauche, il est simplement porté en arrière, puis en avant. Debout, on relève simplement une trémulation des jambes. Les mouvements s'exécutent avec rapidité, se rapprochant ainsi du type convulsif.

Dans la suite, ces troubles se sont considérablement amendés ; toutefois, l'amélioration s'est faite d'une manière progressive et a été marquée par quelques retours offensifs. A la date du 1ᵉʳ septembre, le spasme et les secousses musculaires avaient complètement disparu. Le vice d'articulation consistait simplement en de l'hésitation et ne s'observait qu'au cours de la conversation, quand le débit était précipité. Le malade articulait très nettement les mots qu'on lui donnait à prononcer, quelle que fût leur longueur, et lisait, sans le moindre faux pas, les phrases les plus embroussaillées, comme la suivante : « C'est le plus grand original des originaux qui ne se désoriginalisera que lorsque le plus grand original des originaux se sera désoriginalisé. »

En ce qui concerne les stigmates hystériques, il s'était produit également un mieux sensible ; on constatait uniquement

l'abolition du réflexe pharyngien et une légère dyschromatopsie pour le vert. Les muqueuses nasale, linguale, étaient
normalement impressionnées, mais les qualités olfactive et
gustative restaient plus développées à droite.

Considéré dans son expression. nous voyons, dans ce
cas, le trouble du langage caractérisé de façon différente
suivant qu'on l'envisage à l'une des périodes de son évolution. A la phase de début, il a consisté en de l'hésitation ;
à la période d'état, il s'est traduit par la répétition, mais
avec cette particularite que le doublement de la syllabe
n'avait pas lieu coup sur coup ; il survenait un spasme des
muscles phonateurs qui ne prenait fin que tout autant que
le malade revenait de quelques mots sur son récit ; en
d'autres termes, il était obligé de prendre élan pour
vaincre la difficulté de l'articulation. A la phase de
declin, le trouble a été marqué de nouveau par l'hésitation.

Envisagé dans ses rapports avec les diverses modalités
du langage articulé, le vice de prononciation a été observé. tout d'abord, pour la récitation : dans la conversation, à la lecture il faisait défaut ; plus tard, il a gagné ces
derniers modes du langage. En dernier lieu, on le constatait seulement dans la conversation. A aucun moment, on
n'a relevé le moindre trouble pour le chant et le chuchotement.

Au point de vue du début de l'affection, il convient de
faire remarquer que le bégaiement s'est établi peu à peu,
sournoisement, si on peut dire ; on ne trouve dans les
antécédents ni traumatisme, ni émotion vive ; il n'est pas
dû non plus à la contagion par imitation, car, dans l'entourage, il n'y avait pas de bègues. Pareillement, l'amélioration s'est produite d'une manière progressive ; pour
l'obtenir, il n'a pas été nécessaire de recourir à des moyens
divers ; il a suffi de la gymnastique vocale, et, plus tard,
de l'emploi des bains prolongés pour voir s'atténuer et
même disparaître les défectuosités de l'organe.

Les mouvements involontaires ont eté strictement limi-
tés comme durée à la période d'état : ils ont apparu avec
le spasme vocal et ont pris fin avec lui. En outre, leur
manifestation coincidait avec le trouble phonateur, ce qui
démontre, d'une façon péremptoire, l'association étroite
des deux ordres de phénomènes. Très accusés aux pieds,
c'est-à-dire à l'extremité du levier, ils rappelaient par
leurs qualités les mouvements convulsifs. Ce caractère
mis en regard du précédent autoriserait, dans une cer-

taine mesure, un rapprochement avec la maladie des tics convulsifs ; mais, en dehors du terrain pathologique sur lequel s'est développée l'affection, cette hypothèse n'a pour elle que des apparences très éloignées. Dans l'espèce, les mouvements étaient rythmés et associés à un vice de prononciation ; tandis que, dans la maladie des tics, ce que l'on constate, c'est l'arythmie des secousses musculaires, et s'il y a émissions de mots, elle se fait sur un timbre explosif, sans le moindre trouble de l'articulation.

Il reste maintenant à déterminer la nature de l'affection. Si, pour conclure à une manifestation hystérique, il suffisait de relever chez le malade la présence de troubles sensitivo-sensoriels, nulle hésitation à cet égard, les stigmates sont suffisamment accusés pour affirmer l'existence de la grande névrose. D'ailleurs, la grand'mère maternelle était une hystérique, et une des sœurs du malade a des crises d'hystérie. Mais cette constatation, ici, n'a qu'une valeur relative, car on arrive à un résultat non moins positif en ce qui concerne les signes de dégénérescence. Ainsi, du côté des ascendants, le père présente une conformation particulière de la tête, sa parole est rapide, il a la manie du doute ; pour la mère même conformation spéciale de la tête, par ses vêtements elle attire l'attention ; au point de vue psychique, elle n'hésite pas à faire des remontrances à son fils lorsqu'il parle précipitamment, alors qu'elle-même s'exprime avec une vélocité remarquable, rappelant ainsi cette dame que mentionne Trousseau, laquelle reprochait à ses filles leurs tics nerveux, ne s'apercevant pas qu'elle en fût atteinte elle-même (1). Quant au malade, il est issu d'un mariage consanguin ; sa conformation céphalique est encore plus défectueuse ; il est maniaque. En consequence, en présence de signes aussi manifestes de part et d'autre, il convient pour se prononcer de produire d'autres arguments.

Ils sont fournis par le début et l'évolution de l'affection. C'est quelque temps après la convalescence d'une fièvre typhoïde que le bégaiement est survenu ; concurremment, il existait des céphalées périodiques suivies d'épistaxis. Le rôle de la fièvre typhoïde comme agent provocateur des manifestations hystériques n'est plus à démontrer ; de même personne ne conteste la signification névropathique

---

(1) A. Trousseau. — Clinique medicale de l'Hôtel-Dieu de Paris (4ᵉ edition, t. II, p. 268).

de la céphalée et des hémorrhagies nasales chez l'enfant
et l'adolescent. Par suite, il est légitime de considérer le
trouble du langage qui s'est manifesté conjointement
comme reconnaissant la même origine. Mais, tandis que
le vice d'articulation s'accuse, revêt la forme spasmo-
dique, s'accompagnant de mouvements involontaires, les
céphalees, les epistaxis disparaissent. N'y a-t-il pas dans
cette marche des symptômes une nouvelle preuve en fa-
veur de l'hystérie, et n'est-il pas à peu près constant de
voir céder les accidents erratiques quand les accidents
convulsifs s'affirment ? Cette interprétation, au surplus,
se trouve confirmée par les circonstances qui ont favorisé
cette transformation. C'est en conséquence de reprimandes
non meritées que les phenomènes spasmodiques ont fait
leur entrée en scène. L'influence emotive est là nettement
spécifiée ; elle resulte encore de la crainte de l'enfant de
ne pas réciter couramment ses leçons. Ce fait, d ordre
psychologique, rentre dans cette loi générale d'après
laquelle certains de nos actes les plus perfectionnés, lorsqu'ils s'accomplissent machinalement, la marche, par
exemple, cessent de se produire avec une régularité, une
harmonie parfaite, du moment que l'attention est portée
sur eux. Enfin, grace à un traitement judicieux, les troubles
s atténuent, disparaissent, et leur disparition coincide avec
celle de la plupart des stigmates. N'est-ce pas là un dernier argument décisif? Quant à la coexistence des mouvements involontaires, leur association étroite au vice d'articulation temoigne de leur origine. Leur caractère convulsif qui, à un examen superficiel, aurait pu induire en
erreur, ne contredit nullement cette manière de voir ; des
travaux récents ont établi, en effet, que l'hystérie, même
en fait d'actes musculaires, reste toujours la « grande
simulatrice. » Aussi, nous estimons la démonstration
complète et concluons à un cas de bégaiement hysterique associé à des mouvements convulsifs chez un dégénéré.

La coexistence de troubles de la parole et de mouvements involontaires chez une personne présentant des
stigmates hystériques et des signes de dégénerescence
n'est pas. d'ailleurs, chose exceptionnelle. A quelques
jours de la. il nous a été donné d'observer un cas non
moins intéressant reunissant ces conditions. mais qui,
entre autres particularités, se distingue du precédent, en
ce que les mouvements involontaires ne sont pas associés
au vice d'articulation, et que le trouble du langage porte
exclusivement sur un seul idiome. Voici l'observation du
malade :

OBSERVATION II. — Mı... B.. , 26 ans, ouvrier tailleur.

Antecedents hereditaires.— Père, 65 ans, bonne constitution, n'a jamais fait de maladie. Intelligence bornée, ırascıble, passe son temps à boire, et reste des quinze jours sans dessoûler. Sa boısson favorite est le vın blanc.

Mere, 63 ans, atteınte de goitre, jouıt d'une petite santé , très émotive, a présenté des attaques convulsıves quı ont prıs fin avec la ménopause. Jeune, a été soignée pour « faıblesse de poitrine » ; actuellement se plaınt de battements de cœur. Elle a eu deux enfants l'aîné, mort au Tonkin, en 1887, âgé de 25 ans, était un nerveux très ımpressionnable, quı présentait un tremblement analogue à celuı de son jeune frère, sujet de l'observation. Ce tremblement remontait au bas âge, s'accusait avec l'émotıon, la fatigue , mis en apprentıssage chez un cor-donnıer, ıl fut oblıgé de renoncer à cet état par suıte des maladresses qu'ıl commettaıt.

Chez les collatéraux, un oncle paternel aıme à boıre ; du côté de la mère, un frère est mort paralysé, une sœur idıote dans un asıle d'alıénés. Pour les grands-parents, à l'exceptıon du grand-père paternel, mort paralysé 48 heures apres une attaque, les renseignements font défaut. Dans la famılle, ce-pendant, on n'a jamaıs entendu parler qu'ıl y aıt eu des bègues ou des membres présentant un trouble quelconque de la parole.

Antécédents personnels et histoire de la maladie. — Mı... est un garçon de taılle moyenne, mesurant 1 mètre 57 cent. ; musculature puıssante, ıl développe au dynamomètre 105 à droite 100 à gauche. Dans son enfance, ıl a eu quelques saıgne-ments de nez, c'est tout. De bonne heure, ıl est allé à l'école des frères, où ıl passaıt pour être peu ıntellıgent ; ıl saıt lıre, à peıne écrire. Entré en apprentıssage a l'âge de 12 ans, ıl a commıs, entre 14 et 17 ans, quelques excès de boıssons. Le dımanche ıl buvaıt, en dehors des repas, ses 2 à 3 lıtres de vın blanc. Toutefoıs, ıl ne faısaıt pas le lundı ; c'est tout au plus sı dans cette pérıode ıl s'est soûlé 8 à 10 foıs. Il a renoncé com-plètement à ces mauvaıses habıtudes en 1890 et s'est marıe en 1891.

Au physique, Mı .. est bıen conformé , cependant, la tête et le cou attırent l'attention. La boîte crânıenne offre un dé-veloppement exagéró en arrıère et sur les côtés, c'est-à-dıre dans les régıons correspondant aux lobes occıpıtaux , en avant, le front forme un angle obtus très ouvert avec la racıne du nez ; la lıgne frontale, au lıeu de se dırıger ınsensıblement de haut en bas et d'arrière en avant, se porte, au contraıre, d'avant en arrıere , en outre, dans le sens transversal, le front présente une surface absolument plane. Le cou est très développé, sa circonférence mesure 46 centimètres ; le développement tient à l'hypertrophie du corps thyroïde, très accusée pour le lobe droit. La cavité buccale est bien conformée, la langue est normale ; retirée hors de la bouche, elle se meut dans tous les sens.

Au point de vue des stigmates sensitivo-sensoriels, on note : acuite visuelle normale, mais plus prononcée a droite, pas de rétrécissement du champ visuel ; légère dyschromatopsie caractérisée par la confusion du vert et du violet avec le bleu, acuité auditive diminuée : à droite, le tic tac de la montre est perçu à 0m60 cent. ; à gauche, à 0m30 cent., goût obnubilé à gauche ; odorat normal ; réflexe pharyngien aboli ; réflexe rotulien conservé à droite, absent à gauche, hypoesthésie de ce même côté, sens musculaire intact. Enfin, il existe trois zones · l'une au creux épigastrique, les deux autres au niveau des fosses iliaques, dont la compression détermine une sensation angoissante qui se traduit par l'accélération des mouvements respiratoires, le frémissement des paupières et la pâleur de la face.

Au moral, Mi... est affectueux ; il aime à rendre service et se montre reconnaissant si on lui témoigne quelque attention ; il est laborieux, économe, mais irascible et très émotif. Au point de vue mental, il comprend assez facilement, raisonne juste. L'idéation toutefois est rudimentaire, pour son travail, il n'a pas la moindre initiative, on est obligé de lui mâcher la besogne. Par contre, si une idée germe dans son cerveau, elle s'en empare en souveraine, jusqu'au moment de l'acte, il est d'une humeur massacrante. S'il forme le projet d'aller à la chasse, à la pêche, en excursion, il concentre sa pensée sur le but qu'il a choisi, le caresse, et on est malvenu quand on cherche à le faire parler d'autre chose.

Les troubles fonctionnels consistent en un vice de l'articulation des mots sans qu'il y ait émission précipitée et en un tremblement des membres supérieurs. L'un et l'autre se sont manifestés dans l'enfance et n'ont jamais offert entre eux la moindre connexité. Leur apparition dans le bas âge est affirmée par l'entourage du malade ; lui-même se rappelle, aussi loin que ses souvenirs remontent, qu'il les a toujours présentés. A leur sujet, on ne peut invoquer ni émotion vive, ni traumatisme. Parmi ses camarades, il n'y avait pas de bègues, mais le frère aîné présentait du tremblement. Depuis, ces phénomènes ont conservé leur physionomie propre, sans offrir la moindre modification importante, aussi nous les envisagerons tels qu'ils sont aujourd'hui.

Actuellement, le vice d'articulation est constitué par l'hésitation ou la répétition des syllabes placées au commencement ou au milieu des mots ; de ces deux formes du trouble de la parole, l'une est aussi fréquente que l'autre. Lorsque la répétition se produit, le plus souvent elle n'est pas consécutive ; le malade reprend la phrase ou le membre de phrase commencé, mais tout naturellement, sans effort ; à l'occasion du faux pas, il n'y a pas le moindre spasme ou de gêne respiratoire bien caractérisée.

Le trouble est très manifeste dans la conversation, moins prononcé à la lecture ou pour la récitation. Dans le chant, la lecture à voix basse, il manque complètement, pareillement, il fait défaut pour l'articulation des mots monosyllabiques et même pour les mots d'une certaine longueur, à la condition qu'ils soient émis à intervalles espacés. Ainsi, le malade articule très nettement les lettres de l'alphabet, compte très couramment, prononce très distinctement des mots comme ceux-ci : Nabuchodonosor, Montmorency, Montécuculli, etc., mais s'il s'agit de mots composés, ou bien d'exprimer une réponse, aussitôt le détraquement se produit ; il dira : Haroun-aal-Raraschid ; — je suis vevenu vous voir hi-er, iil n'y a, il n'y avait personne.

Voilà ce que l'on observe lorsque le malade s'exprime en français. Si, au contraire, il est avec des amis et que la conversation ait lieu dans l'idiome du pays, alors, comme par enchantement, le vice d'articulation n'a plus lieu, il parle aussi nettement que les camarades.

Le tremblement, à l'état normal, est limité aux membres supérieurs, bien peu marqué à droite, il est très net pour la main gauche. Ce sont des mouvements alternatifs de flexion et d'extension qui impriment aux doigts de légeres oscillations. Le membre mis à nu, la peau dessine les contractions alternatives des extenseurs et des fléchisseurs, surtout pour l'avantbras, le malade a conscience de ces mouvements et de leur étendue jusqu'à l'épaule, ils se produisent à intervalles réguliers et sont au nombre de 2 à 3 par seconde. Comptés à plusieurs reprises, nous avons trouvé 41 mouvements pour 15 secondes, 83 dans une demi-minute et 172 pour une minute. Bien que survenant à l'occasion des actes intentionnels, ils n'empêchent pas l'exécution de mouvements assez délicats. Ainsi, tailleur de son etat, Mi... peut très bien, de la main gauche, tendre le drap, ou tenir le fil pour enfiler l'aiguille (1),

---

(1) Il convient d'ajouter que, dans l'accomplissement de cet acte, Mi. a recours à l'artifice que voici : Tenant le fil entre le pouce et l'index de la main gauche, les extremites de ces deux doigts

de même, il porte un verre plein d'eau aux lèvres sans en verser
le contenu , mais s'il s'agit de tirer un coup de fusil, il est
obligé de presser sur la gâchette dès qu'il a entrevu le but,
sinon il lui est impossible de viser. Au repos, le membre reste
complètement immobile et les doigts n'offrent pas la moindre
oscillation.

A droite, les mouvements sont à peine prononcés, même
lorsque le bras est mis en extension complète ; dans cette
position, les extrémités digitales écartées présentent plutôt du
frémissement qu'un tremblement proprement dit. Avec la
fatigue, l'humidité (1), les brusques variations de température,
les troubles fonctionnels s'accusent ; il en est de même sous
l'influence de l'émotion. « Quand je suis en colère, dit Mi..., je
me mets à trembler de tous mes membres, je bredouille, la
parole ne sort plus et mes mains ne peuvent lâcher prise. »

Cette observation offre avec la précédente plus d'un
trait commun. Encore. dans ce cas, le bégaiement s'est
manifesté dans le bas âge ; il est caractérisé par l'hésitation.
la répétition ; il se produit dans les diverses modalités du
langage. à l'exception du chant et du chuchotement ; il
coexiste avec des mouvements involontaires ; enfin, dans
les deux cas, il s'agit de dégénérés présentant des stigmates hystériques.

Si des doutes pouvaient s'élever sur la nature de l'affection, les modifications que subit le bégaiement sous l'influence de l'émotion sont bien propres à les dissiper. Dans

---

(main qui tremble) reposent sur l'index de la main droite (main qui
tremble d'une façon insignifiante) contre la face palmaire duquel
le pouce maintient l'aiguille appuyée, de sorte que le bout de fil
étant placé en regard du chas, il suffit d'un tout leger mouvement
de bascule de la main droite pour que l'aiguille se trouve enfilee.
Dans le cas contraire, c'est-à-dire si la main gauche ne prend pas
un appui sur la droite, Mi... est obligé de s'y reprendre a plusieurs
fois avant d'arriver au but.

(1) Le role de l'humidité dans l'aggravation des phenomenes lies
aux affections nerveuses, qu'il s'agisse de lesions de texture ou
d'altérations dynamiques, nous parait absolument fonde, et ce n'est
pas seulement sur les sensations subjectives accusees par les malades que repose cette maniere de voir, mais aussi sur les troubles
fonctionnels qu'il est permis d'observer. Ainsi, avec l'humidite, le
tremblement, la contracture augmentent l'etendue ; l'incontinence
d'urine devient plus frequente. Un jeune garçon, dont l'incontinence
etait a la fois nocturne et diurne, avait les mictions plus ou moins
frequentes. et ce, toutes conditions atmospheriques egales d'ailleurs,
suivant que sa famille residait en Bresse (climat humide) ou en
Mâconnais (climat sec).

l'état émotif, l'hésitation, la répétition font place à du spasme,
à du mutisme, autrement dit, et à ce même moment, le
tremblement s'accuse, devient de la contracture ; ces deux
phénomènes représentant ainsi un commencement d'attaque convulsive.

Mais le caractère vraiment intéressant de cette observation est donné par la dépendance absolue du trouble de la
parole à l'idiome employé. Avec le patois, absence de tout
vice d'articulation ; avec le français, le bégaiement est
des plus manifestes. Cette manière d'être du vice de l'articulation des mots offre quelque analogie avec le malade
observé par M. Pitres, lequel parlait couramment sept langues, et qui, à la suite d'une attaque apoplectique, avait
totalement oublié trois d'entre elles (1). La différence. la
question de début et la nature de l'affection mises de côté.
porte sur le degré d'altération ; d'une part, elle est absolue.
se traduit par l'effacement complet de notions existantes ;
d'autre part, elle est qualitative, le fonctionnement laisse
simplement à desirer, c'est l'image motrice d'articulation
pour une seule langue qui est viciée.

Si on envisage le bégaiement dans ses diverses manifestations, on ne peut manquer d'établir un rapprochement avec
les troubles de la mémoire sur lesquels MM. Th Ribot et J.-M.
Charcot ont plus particulièrement appelé l'attention ; car,
de même que ces auteurs ont établi que les diverses formes
de la mémoire peuvent être altérées isolément, de même ce
cas et le précédent mettent en lumière que les divers modes
du langage peuvent être affectés séparément. Aussi, y a-t-il
lieu de convenir que, pour le langage articulé comme
pour la marche, la mémoire, il existe une série de rouleaux
dont les uns peuvent être désorganisés plus ou moins complètement, sans que les autres cessent de fonctionner. D'où
cette conclusion, que le langage et ses diverses formes
d'expression sont représentés par des groupements de cel-
lules qui peuvent être altérés individuellement.

Une dernière question se pose : pourquoi le vice d'articulation s'est-il produit pour le français et non pour le
patois ? A cet égard, la seule hypothèse vraisemblable
nous paraît la suivante · fils d'artisans dont l'unique langue
parlée est le patois, le malade a appris tout d'abord cet
idiome qui lui est resté toujours familier, étant donné le
milieu dans lequel il a vécu ; aussi, lorsque le trouble de
la parole s'est manifesté, le begaiement a porté sur la

---

(1) Pitres. — Communication orale, juin 1892.

langue la moins usuelle, c'est-à-dire sur celle dont l'articulation des mots présentait le plus de difficultés. Cette interprétation s'appuie encore sur les faits de perte de mémoire partielle dans lesquels on voit les malades continuer à parler couramment les premières langues apprises dans l'enfance, alors qu'ils ont oublié en tout ou en partie les langues apprises plus tard (1).

Quant à la signification du tremblement, ses caractères en font ici un stigmate hystérique des plus nets ; par le nombre des oscillations, il se rapproche du tremblement de la maladie de Parkinson, et eu égard à cette circonstance que le frère aîné présentait un trouble de même nature, on est fondé à admettre qu'il s'est développé par contagion.

Le rôle des signes de dégénérescence est plus difficile à déterminer. Néanmoins, si on tient compte que dans ce dernier cas les troubles fonctionnels, bégaiement, tremblement, persistent depuis une vingtaine d'années, que dans la première observation ils se sont montrés tenaces, il est permis d'avancer, sans trop s'aventurer, que les manifestations hystériques chez les dégénérés, en dehors des conditions d'âge, de sexe et de cause, se caractérisent par leur longue durée.

Enfin, envisagés par rapport au bégaiement proprement dit, ces deux cas établissent que le bégaiement de nature hystérique peut apparaître dans le jeune âge, s'accompagner de troubles respiratoires, varier d'intensité d'un jour à l'autre et manquer dans certaines formes du langage articulé, tous caractères dont on a voulu faire des signes pathognomoniques du bégaiement vrai.

____

(1) J.-M. Charcot. — *Œuvres complètes*, publiees par Bourneville, t. III, p. 185.

PARIS. — IMP V. GOUPY, RUE DE RENNES, 71